I0075573

A. MOLARD

Contribution à l'étude

du

Chimisme stomacal

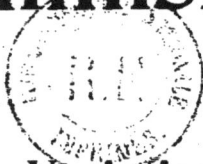

Variations de l'acidité totale

et de l'acide chlorhydrique libre

LYON. — IMP. A. REY

CONTRIBUTION A L'ÉTUDE

DU

CHIMISME STOMACAL

VARIATIONS DE L'ACIDITÉ TOTALE
ET DE L'ACIDE CHLORHYDRIQUE LIBRE

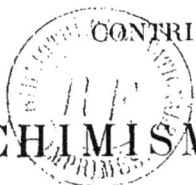

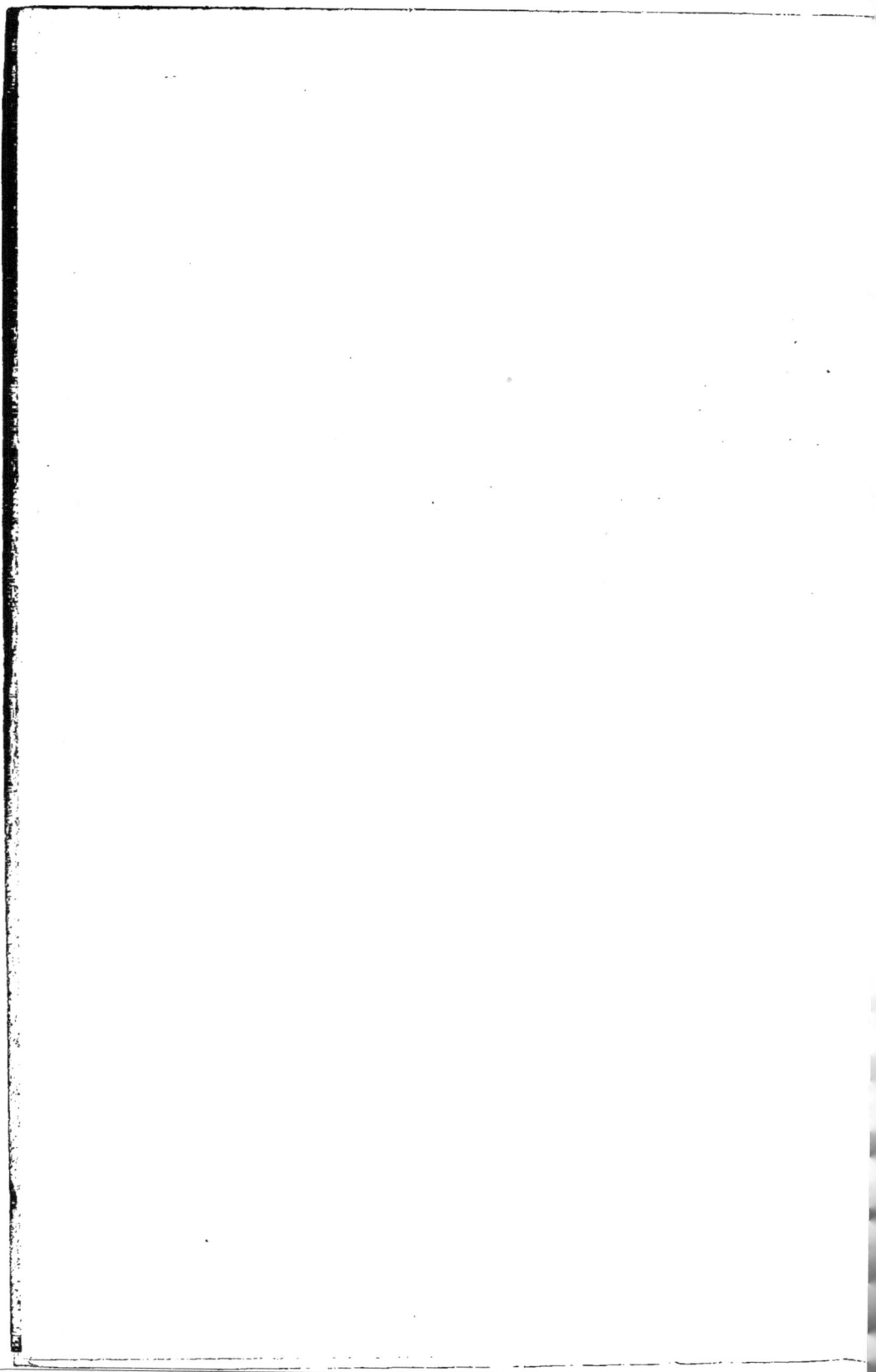

TRAVAIL DU LABORATOIRE DE CHIMIE MÉDICALE
DE LA FACULTÉ DE MÉDECINE ET DE PHARMACIE DE LYON

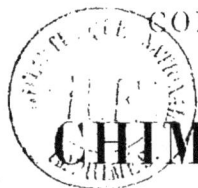

CONTRIBUTION A L'ÉTUDE

DU

CHIMISME STOMACAL

VARIATIONS DE L'ACIDITÉ TOTALE
ET DE L'ACIDE CHLORHYDRIQUE LIBRE

PAR

Antoine MOLARD

Docteur en Pharmacie.

LYON

A. REY & Cⁱᵉ, IMPRIMEURS-ÉDITEURS DE L'UNIVERSITÉ

4, RUE GENTIL, 4

1904

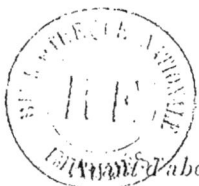

Avant d'aborder notre sujet, nous prions M. le professeur Hugounenq d'agréer l'expression de notre gratitude pour la bienveillance extrême qu'il nous a témoignée en nous permettant de travailler sous sa haute direction et en acceptant la présidence de cette thèse.

Que M. le professeur Florence, MM. les agrégés Barral et Moreau, soient assurés de notre reconnaissance pour avoir bien voulu faire partie de notre jury.

Que M. le Dr Tournier soit certain que nous n'oublierons jamais les témoignages de grande sympathie qu'il nous a prodigués, joints à ses conseils éclairés qui nous ont permis de mener à bien ce modeste travail.

Nous prions M. le professeur Albert Robin de recevoir un souvenir particulièrement reconnaissant pour la faveur qu'il nous a accordée en nous permettant d'étudier ses procédés d'analyse du suc gastrique et des urines en son laboratoire de l'hôpital de la Pitié, à Paris.

Nous ne saurions oublier le chef des travaux chimiques de ce laboratoire, notre bon et dévoué confrère, M. Bouilhon, que nous sommes heureux de remercier chaleureusement ici pour tous les renseignements et avis qu'il nous a toujours si largement donnés.

A. M.   1

INTRODUCTION

Notre travail sera divisé en quatre parties :

1º Dans la première, nous passerons rapidement en revue les travaux des différents auteurs qui nous ont précédés dans cette étude.

2º La deuxième partie sera consacrée à l'exposé de la méthode qui nous a servi à effectuer nos dosages.

3º Les variations subies par l'acidité totale et par l'acide chlorhydrique libre du suc gastrique sous l'influence de quelques aliments ou de quelques médicaments feront l'objet de notre troisième partie.

4º Enfin, dans cette dernière partie, nous exposerons les conclusions auxquelles nous avons été conduit par nos expériences.

CONTRIBUTION A L'ÉTUDE

DU

CHIMISME STOMACAL

VARIATIONS DE L'ACIDITÉ TOTALE
ET DE L'ACIDE CHLORHYDRIQUE LIBRE

PREMIÈRE PARTIE

HISTORIQUE

L'étude du chimisme stomacal, tant au point de vue chimique qu'au point de vue physiologique, est une des questions de biologie qui ont fait l'objet du plus grand nombre de travaux.

Au XVIIᵉ siècle, Spallanzani et Réaumur firent les premières études sur le suc gastrique en faisant avaler à des oiseaux de petites éponges qu'ils retiraient ensuite et qu'ils exprimaient.

(Goss, de Genève) vers la fin du siècle dernier (document publié par M. le Dr Tournier dans la *Province médicale*, put faire quelques recherches sur la digestibilité des aliments, grâce à une facilité remarquable qu'il avait de se faire vomir au cours de la digestion.

En 1834. M. Beaumont étudia le suc gastrique d'un

Canadien porteur d'une fistule stomacale produite par une blessure d'arme à feu.

A l'heure actuelle, on peut dire que depuis les travaux de Claude Bernard, de Bloudlot, de Hayem et Winter, de Boas, de Günzbourg, d'Ewald, de G. Lyon, de Sjoqvist, de Linossier et Lemoine, de Neucki, de Bouveret et surtout de Pawlow et de son école, le chimisme stomacal est une des questions dont l'étude laisse le moins de lacunes, mais les résultats auxquels sont parvenus ces auteurs sont parfois contradictoires.

Influence du régime alimentaire sur la sécrétion gastrique.

Les anciens auteurs admettaient que la sécrétion de l'acide chlorhydrique variait beaucoup avec le régime alimentaire. Cette hypothèse a été combattue par Pawlow et ses élèves. Khigine a montré que le pain, la viande, le lait augmentaient la sécrétion de l'acide chlorhydrique, mais sans que l'acidité du suc soit augmentée.

Schule a dosé l'acidité du suc après quatre repas : 1° 250 grammes de viande et 200 grammes d'eau; 2° 400 grammes de purée de farine; 3° 300 grammes de lait. Il n'a été constaté que de très légères différences.

Parmi les substances qui entravent ou arrêtent la sécrétion de l'acide chlorhydrique, Verhaegen cite les sucres (glucose, lactose, sacharose), de même que les poudres inertes (talc) qui sont tout à fait inactives.

D'après Hammarsten, on trouve toujours une quan-

lité plus grande d'acide chlorhydrique dans l'alimentation azotée que dans l'alimentation amylacée.

Les corps gras retardent, s'ils ne la diminuent pas,
la sécrétion chlorhydrique (Ewald et Boas). Bachmann
affirme que les végétaux et le lait provoquent moins de
sécrétion d'acide chlorhydrique que la viande. Pour
cet auteur, les pommes de terre augmenteraient l'acide
chlorhydrique libre et les acides de fermentation, tandis que les corps gras diminuent l'acide chlorhydrique.

Verhaegen soutient que l'acidité totale subit une
augmentation croissante avec le lait, le miel, les œufs,
la viande. Jürgensen avance que le repas de viande
augmente l'acide chlorhydrique total et que l'acide
chlorhydrique libre et l'acide chlorhydrique combiné
ont des valeurs d'autant plus élevées que le repas
contient plus de viande.

Influence de quelques médicaments
sur la sécrétion gastrique.

L'alcool et les boissons alcooliques produisent sur la
muqueuse stomacale des effets tout à fait opposés suivant la dose à laquelle on les ingère. A petites doses,
ces liqueurs excitent la sécrétion gastrique, tandis qu'à
fortes doses elles en diminuent l'intensité. Les anciens
auteurs Frérichs, Kühne, considéraient l'alcool comme
un stimulant énergique des sécrétions stomacales. Mais
Herdenham a fait observer qu'à doses massives l'alcool trouble le fonctionnement de la muqueuse stomacale. Gluzuiski a trouvé, dans ses expériences avec
l'eau-de-vie et l'alcool dilué, que ces liqueurs augmen-

taient véritablement la sécrétion de l'acide chlorhydrique, résultats auxquels est parvenu Wolff. Sur des individus habitués à l'usage de l'alcool, l'estomac ne se comportait pas de même. Blumeneau a observé que l'alcool dilué à 25 ou 30 degrés agit sur l'estomac sain de l'homme en produisant, deux ou trois heures après son ingestion, la sécrétion d'un suc très abondant et très acide. Haan a observé que des doses croissantes et répétées d'alcool provoquent tout d'abord une augmentation dans la quantité et dans l'acidité du suc gastrique.

Les travaux de Hugounenq (thèse de pharmacie. Paris, 1891) ont mis en évidence l'action retardative des vins sur la digestion, action due non seulement à l'alcool, mais aussi surtout à la matière colorante, au tanin, etc. Dans une série de digestions artificielles, cet auteur a montré que le vin blanc serait moins funeste à la digestion que le vin rouge. Le sulfate de potasse (plâtrage) aurait, au contraire, une action favorable sur la digestion.

Le *bicarbonate de soude* a sur la sécrétion gastrique une action très manifeste et qui a fait l'objet de nombreux travaux. Pour MM. Linossier et Lemoine (Contribution à l'étude des alcalins chez l'homme, *Archives générales de médecine*, juin 1893, le bicarbonate de soude est un excitant de la sécrétion gastrique qui réagit pour neutraliser le milieu alcalin de l'estomac. Si la dose de bicarbonate de soude est faible, l'augmentation de l'acide chlorhydrique est fugace. Si la dose est moyenne, la proportion de l'acide chlorhydrique est atteinte plus lentement. mais est plus élevée.

A doses massives, la sécrétion stomacale est impuissante à rétablir l'acidité suffisante du suc gastrique. L'action maximum du bicarbonate de soude se manifeste mieux quand celui-ci est administré une heure avant le repas.

D'après G. Lyon [1], le bicarbonate de soude agit à doses très faibles. Pour ramener au taux normal l'acide chlorhydrique en proportions exagérées, Albert Robin indique 2 à 3 grammes comme doses maxima. Modiano [2] arrive à ces conclusions que le maximum en acide chlorhydrique du suc gastrique a lieu après l'absorption du bicarbonate de soude au bout de : deux heures pour o gr. 5o bicarbonate de soude, quatre heures pour 5 grammes.

En 1896, le Dr Hotellier [3], dans les conclusions d'une thèse inspirée par le Dr Tournier, résume ainsi les opinions des différents auteurs sur l'action du bicarbonate de soude :

1° C'est un excitant de la muqueuse gastrique (Lemoine et Linossier);

2° C'est un médicament alcalin dont l'action est purement chimique et qui ne fait que saturer l'acide chlorhydrique du suc gastrique sans avoir aucune influence sur ses sécrétions (Reichmann);

[1] G. Lyon, *Le chimisme stomacal*, thèse de Paris, 1890.

[2] Modiano, *Recherches sur l'action du bicarbonate de soude et de l'acide lactique sur le chimisme stomacal chez les dyspeptiques*, thèse de Paris, 1894.

[3] Hotellier, *De la valeur thérapeutique du bicarbonate de soude dans l'hyperchlorhydrie protopathique*, thèse de Lyon, 1896.

3° Médicament excitant la motricité de l'estomac (Hayem).

Les médicaments connus sous le nom d'*amers* (colombo, gentiane, quassia-amara, quinquina, noix vomique) n'ont pas, d'après Pawlow, une bien grande action sur la sécrétion stomacale. D'après Frémont, qui a étudié l'action de ces diverses substances sur la sécrétion gastrique chez le chien, la richesse maxima en acide chlorhydrique du suc gastrique a lieu quatre heures après l'ingestion de ces médicaments.

L'action de l'*atropine* sur le suc gastrique a été étudiée par Hayem, Bouveret, Schäffer et surtout Riegel [1]. Sous l'influence de l'atropine, la quantité du suc gastrique est réduite au un dixième, d'après Riegel, et l'acidité est tombée du tiers au tarif normal.

Nous laisserons de côté, dans ce travail, l'étude du suc gastrique à l'état pathologique (hypochlorhydrie, hyperchlorhydrie).

[1] Riegel, *Gazette de Médecine et de Chirurgie*. 25 mai 1899.

DEUXIÈME PARTIE

MÉTHODES ANALYTIQUES EMPLOYÉES

Nous disposons à l'heure actuelle d'innombrables méthodes pour doser l'acidité totale du suc gastrique et les facteurs de cette acidité.

Nous ne citerons que comme mémoire les plus connues ; les méthodes de Léo[1], de Sjöquist[2], de Braun[3], de Hayem et Winter[4], de Hehner[5], de Mintz[6], de Cahn et von Mehring[7], de Luttke[8], de Bourget[9], de Mörner[10], de Boas[11], de Hössler[12], d'Hoffmann[13], de Mierzuiski et Neucki[14].

[1] Léo, *Centralblatt für die med. Wissenschaften*, 26, 1889.

[2] Sjöquist, *Zeitschrift für Physiolog. Chemie*, XIII, 1888.

[3] Braun, *ibid., id.*, 1892, XVII, 114.

[4] Hayem et Winter, *du Chimisme stomacal*. Paris, 1891.

[5] Hehner et Seeman, *Zeitschrift für klinisch. Medicin*. V.

[6] Mintz, *Wiener klinische Wochenschrift*, 20, 1889.

[7] Cahn et von Mehring, *Deutsches Archir für. klin. Med.*, 239, XXXIV.

[8] Luttke, *Deutsche medicinische Wochenschrift*, 1891.

[9] Bourget, *Archives de Médecine expérimentale*, 6, 1891.

[10] Mörner-Maly's, *Jahresbericht für Chemie*, 250, XIX.

[11] Boas, *Centralblatt für klin. Medicin.*, II, 1891, XVII.

[12] Hössler, *Zeitschrift für physiologische Chemie*, 91.

[13] Hoffman, *Centralblatt für klinische Medecin.*, 46, 1889.

[14] Mierzuiski, *Ibid., id.*, 46, 1894.

Nous ne décrirons qu'un procédé, car c'est cette méthode modifiée qui nous a servi à effectuer nos dosages.

Méthode de Topfer. — Il consiste en trois titrages acidimétriques, chaque dosage ayant un réactif coloré spécial : la phénolphtaléine pour l'acidité totale, le sulfoalizannate de soude pour les acides libres (acide chlorhydrique et acides de fermentation) et enfin le diméthylamidoazobenzol pour l'acide chlorhydrique libre.

Le point délicat de ce procédé réside dans le virage des indicateurs. Le diméthylamidoazobenzol n'est pas seulement influencé par l'acide chlorhydrique libre, mais aussi par les acides organiques, ce qui rend la fin de la réaction un peu difficile à saisir. MM. Albert Robin et Bournigault ont heureusement modifié ce procédé ; c'est d'ailleurs leur méthode que nous avons eu l'occasion d'appliquer au laboratoire de M. le professeur Albert Robin à l'hôpital de la Pitié, sous la direction de M. Bouilhon, pharmacien en chef.

Ce dosage est basé sur le principe suivant [1] :

Si l'on verse un alcali dans un mélange de plusieurs acides, l'acide le plus fort est saturé le premier. Pour le suc gastrique, il y aura saturation dans l'ordre suivant : acide chlorhydrique libre, acides de fermentation (lactique, citrique, butyrique, acide chlorhydrique uni aux matières albuminoïdes et, enfin, sels minéraux à fonction acide.

---

[1] Albert Robin. *Traité des maladies de l'estomac.* p. 51.

Manuel opératoire. — On utilise, comme solution titrée, la soude et, comme réactif indicateur, une solution alcoolique de phénolphtaléine et de diméthylamidoazobenzol (réactif de Linossier).

Diméthylamidoazobenzol . . . 0,25
Phenolphtaléine . . . . . . 2 »
Alcool à 90° q. s. pour . . . . 100 c. c.

On met dans une petite capsule 5 centimètres cubes de suc gastrique filtré ; on ajoute II ou III gouttes de réactif indicateur, et on laisse tomber en agitant la solution titrée de soude caustique, au moyen d'une burette graduée très exactement en 1/20 de centimètre cube.

Le suc gastrique prend une belle coloration rouge groseille en présence du réactif de Linossier, quand ce suc contient de l'acide chlorhydrique libre ; dans le cas contraire, il prend une coloration jaune orangé. Le virage de la teinte groseille à l'orangé indique que l'acide chlorhydrique libre a été saturé ; le virage de l'orangé au jaune d'or indique la fin de la saturation des acides organiques ; dans le cas où ces acides feraient défaut, il y aurait virage du groseille au jaune d'or.

Tous ces virages sont dus au diméthylamidoazobenzol.

Quant à la phtaléine, son virage au rouge indique que l'acidité totale a été saturée.

Comme on opère sur 5 centimètres cubes de suc gastrique, et que la solution de soude est telle que 1 centimètre cube sature exactement 0 gr. 005 d'acide

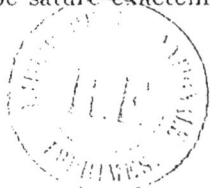

chlorhydrique[1], il s'ensuit que 1 centimètre cube de
soude ajoutée correspond à 1 pour 1000 d'acide chlorhydrique; on obtient ainsi :

1° L'acidité totale A : Nombre de centimètres cubes
ajoutés pour obtenir le virage au rouge de la phtaléine;

2° L'acide chlorhydrique libre H : centimètres
cubes ajoutés pour obtenir le virage à l'orangé du diméthylamidoazobenzol ;

3° Acides de fermentation F : par différence entre le
nombre de centimètres cubes ajoutés pour obtenir le
virage au jaune d'or du diméthylamidoazobenzol et H ;

4° Acide chlorhydrique uni aux albuminoïdes par
différence entre A et (H. + F).

MM. Albert Robin et Bournigault ont donné à cette
méthode une preuve qui permet de contrôler les résultats obtenus. Ils utilisent comme indicateur une solution d'hématoxyline qui devient jaune au contact de
l'acide chlorhydrique libre et des acides organiques et
n'est pas influencée par les combinaisons organiques
de l'acide chlorhydrique, mais qui vire en bleu dès
que sont saturés les acides de fermentation.

Albert Robin qui a bien étudié le procédé affirme
que, pour avoir une valeur exacte de l'acide saturé jusqu'au virage du diméthylamidoazobenzol en se servant
d'une solution de soude titrée en présence de la phénolphtaléine. il faut multiplier les résultats trouvés par
1.04. Le diméthylamidoazobenzol décèle en plus de

[1] Cette solution s'obtient en prenant :
Solution normale de soude. . . . 13 cc. 7
Eau distillée q. s. pour . . . . . 100 —

l'acide chlorhydrique libre un peu d'acide chlorhydrique
très faiblement combiné, mais, comme au point de vue
clinique, ces combinaisons ont les mêmes valeurs que
l'acide chlorhydrique libre, cette cause d'erreur n'a aucune importance.

Nous avons donc adopté comme procédé celui de
Töpfer, modifié par Albert Robin, mais en contrôlant
les résultats pour ce qui concerne l'acide chlorhydrique
libre au moyen de la méthode de Mintz, la fin de la
réaction étant donnée par l'évaporation d'une goutte de
suc au contact d'une goutte de réactif de Günzbourg.
Ce procédé nous a fourni constamment des chiffres très
rapprochés de ceux obtenus par la méthode de Töpfer;
mais constamment plus faibles (0,05 à 0,10 environ
d'acide chlorhydrique pour 1000). Les chiffres qui
seront cités plus loin sont des moyennes entre ces deux
résultats.

Pour faciliter nos recherches et nous mettre à l'abri
des erreurs, nous avons fait toutes les expériences sur
nous-même.

TROISIÈME PARTIE

VARIATIONS DE L'ACIDITÉ DU SUC GASTRIQUE SOUS L'INFLUENCE DE QUELQUES ALIMENTS OU DE QUELQUES MÉDICAMENTS

Nous étudierons successivement dans ce chapitre les quatre points suivants :

1° Constance de la teneur en acide chlorhydrique du suc gastrique sur un même individu après l'ingestion du même repas ;

2° Marche de la sécrétion de l'acide chlorhydrique au cours de la digestion ;

3° Influence de la nature des aliments sur l'acidité du suc gastrique ;

4° Influence de quelques médicaments sur la richesse en acide chlorhydrique du suc gastrique et sur son acidité totale.

1° Constance de la teneur en acide chlorhydrique du suc gastrique sur un même individu après l'ingestion du même repas.

La première conclusion que nous avons tirée de nos

nombreuses analyses de suc gastrique, est qu'il existe
une certaine constance de l'acidité totale et des facteurs
de cette acidité chez un même sujet, lorsque celui-ci
est soumis au même régime alimentaire. Nous avons
effectué des dosages de notre suc gastrique après l'absorption d'un certain nombre de repas d'épreuve, et
nous avons dosé au bout d'un temps déterminé l'acidité
totale d'une part et l'acide chlorhydrique libre d'autre
part.

Les épreuves ayant trait au même aliment ont été
faites à des époques éloignées les unes des autres.

Voici quelques-uns des résultats numériques auxquels nous sommes parvenu.

Composition du repas d'épreuve :

Pain blanc . . . . 125 gr.
Eau . . . . 300 c. c.

	22 janv. 1903	20 avril 1903	20 sept. 1903	26 oct. 1903
A	3.30	3.70	3 40	3.50
H	2.10	2.50	2.60	2.20

Ces chiffres ont été fournis par le suc gastrique deux
heures après l'ingestion du repas d'épreuve.

Il est à remarquer que l'acidité totale varie dans des
limites assez étroites (maximum 3.70, minimum 3.30),
l'acide chlorhydrique libre varie de 2.10 à 2.60.

Avec un repas d'épreuve ainsi composé :

Viande rôtie froide. . . . . . 125 gr.
Eau . . . . 300 c. c.

Nous avons obtenu les résultats suivants :

	4 janv. 1903	6 mai 1903	23 sept. 1903	17 oct. 1903
A . .	4.10	4.30	4.50	4.10
H . .	1.50	1 30	1.80	1.60

Ces chiffres comme les précédents ont été fournis par le suc gastrique puisée deux heures après l'absorption des aliments.

Avec un autre repas d'épreuve composé de :

> Albumine cuite (blanc d'œuf cuit).   125 gr.
> Eau . . . .   300 c. c.

les résultats ont été (après 2 heures) :

	29 juill. 1903	2 août 1903	1er sept. 1903	22 janv. 1904
A . .	2.60	2.90	2.40	2.70
H . .	1.30	1.30	1.20	1.35

Le temps écoulé entre l'absorption des aliments et l'extraction du suc gastrique n'a pas d'ailleurs une bien grande importance. Nous donnons ci-dessous les résultats numériques après une heure ou une heure et demie. Composition du repas d'épreuve :

> Pain blanc . . . .   125 gr.
> Eau . . . .   300 c. c.

Après 1 heure :

	26 sept. 1903	17 janv. 1904
A	3.10	2.95
H	1.90	1.50

Même repas ; après une heure et demie :

	11 nov. 1902	10 déc. 1903
A	3.60	3.40
H	2.30	2.20

Composition du repas d'épreuve :

Viande rôtie froide. . . . . . 125 gr.
Eau . . . . 300 c. c.

Après 1 heure :

	16 janv. 1903	17 sept. 1903	8 janv. 1904
A.	1.85	1.90	2.05
H.	0	0	0

Composition du repas :

Lait de vache non bouilli . . . 300 c. c.

Après une demi-heure :

	6 oct. 1903	12 déc. 1903
A	1.40	1.60
II	0	0

Même repas :

Après 1 heure :

	26 août 1903	27 nov. 1903
A	2 80	2.60
H	0	0

Même repas :

Après 1 heure 1/2 :

	8 déc. 1902	15 juill. 1903	26 déc. 1903
A	2.90	2.80	2.80
II.	0.85	0.75	0.90

Composition du repas :

Albumine cuite (blanc d'œuf cuit). 125 gr.
Eau . . . . 300 c. c.

Après 1 heure :

	28 août 1903	21 oct. 1903
A	2.25	2.30
H	0.95	0.90

Comme les expériences que nous venons de citer ont été effectuées à des époques assez éloignées, nous pouvons en conclure que l'acidité totale du suc gastrique et l'acide chlorhydrique libre sont sensiblement constants ou tout au moins varient entre des limites très étroites chez un même sujet soumis au même régime alimentaire.

2° Marche de la sécrétion de l'acide chlorhydrique au cours de la digestion.

Au cours de la digestion l'acidité totale du suc gastrique de même que l'acide chlorhydrique libre varient. Il est intéressant de connaître quelles sont ces variations et à quelles règles elles sont soumises.

Pain. — Voici pour le pain quels sont les résultats numériques que nous avons obtenus :

Pain	125 gr.	
Eau	300 c. c.	

Après 1 heure :

	Valeurs de A	Valeurs de H
Moyenne de 2 expériences.	3.02	1 70
Après 1 heure 1/2 :		
Moyenne de 2 expériences	3.50	2.25
Après 2 heures :		
Moyenne de 4 expériences.	3.47	2.35
Après 3 heures . . .	3.50	2.60

Ces résultats sont d'ailleurs représentés par le graphique ci-après qui nous montre que, après l'absorption du pain, l'acidité du suc gastrique s'élève rapidement pour rester ensuite à peu près constante, tandis que l'acide chlorhydrique libre augmente plus lentement mais plus longtemps, puisque cette marche ascensionnelle se fait sentir jusqu'à la troisième heure.

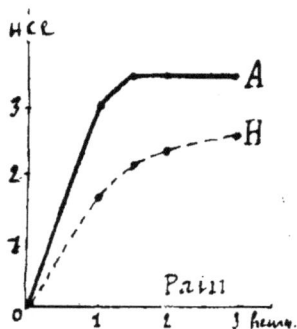

FIG. 1. — Variations du chimisme stomacal au cours de la digestion du pain.

Viande. — Avec la viande, les résultats obtenus ont été les suivants :

Viande rôtie froide. . . . . . . 125 gr.
Eau . . . . 300 c. c.

	Valeur de A	Valeur de H
Après 1 heure :		
Moyenne de 3 expériences.	1.93	0
Après 1 heure 1/2	3.10	0.95
Après 2 heures :		
Moyenne de 4 expériences.	4.25	1.55
Après 3 heures	4.30	2.25

Le graphique ci-après permet de se rendre compte
facilement de ces variations. L'acidité totale croît d'une
façon uniforme jusqu'au bout de la deuxième heure,
moment où elle atteint son maximum et à partir duquel
elle reste sensiblement stationnaire Quant à l'acide
chlorhydrique libre, il suit une marche ascensionnelle

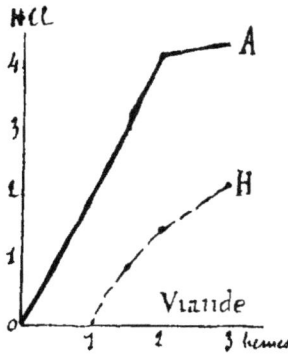

Fig. 2. — Variations du chimisme stomacal au cours
de la digestion de la viande.

uniforme, assez lente, mais qui se manifeste encore
après trois heures.

Voici maintenant les résultats fournis par un repas
d'épreuve à base d'albumine coagulée (blanc d'œuf
cuit).

Albumine.

Blanc d'œuf cuit . . . . 125 gr.
Eau . . . . 300 c. c.

	Valeur de A	Valeur de H
Après 1 heure :		
Moyenne de 2 expériences.	2.27	0.92

	Valeur de A	Valeur de H
Après 2 heures :		
Moyenne de 4 expériences.	2.65	1.29
Après 3 heures	2.70	1.60

L'acidité totale croît rapidement pendant la première heure, lentement pendant la deuxième heure pour rester sensiblement stationnaire pendant la troisième.

Pendant ce temps les valeurs de l'acide chlorhydri-

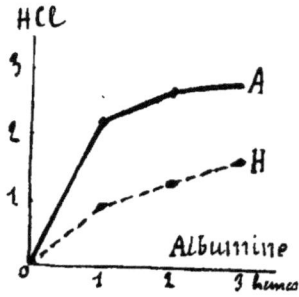

Fig. 3. — Variations du chimisme stomacal au cours de la digestion de l'albumine cuite.

que libre croissent d'une façon lente mais uniforme.

Lait. — Voici les chiffres obtenus avec un repas composé de 300 centimètres cubes de lait de vache non bouilli.

	Valeur de A	Valeur de H
Après 1/2 heure :		
Moyenne de 2 expériences.	1.50	0

	Valeur de A	Valeur de H
Après 1 heure :		
Moyenne de 2 expériences.	2.70	0
Après 1 heure 1/2 :		
Moyenne de 3 expériences.	2.83	0.83
Après 2 heures	5.15	0.95

L'acidité totale croît assez rapidement pendant la première heure ; au bout de ce temps, elle ne croît plus que très lentement. L'acide chlorhydrique libre n'appa-

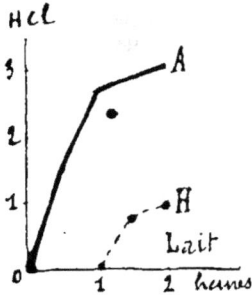

Fig. 4. — Variations du chimisme stomacal au cours de la digestion du lait.

raît qu'après une heure et ses valeurs ne s'élèvent que très lentement.

3° *Influence de la nature des aliments sur l'acidité totale et sur l'acide chlorhydrique libre du suc gastrique.*

Nous avons déjà cité, pour montrer la constance du chimisme stomacal chez l'homme en bonne santé, quelle était l'influence du pain et de la viande sur les sécrétions gastriques. Nous y reviendrons ici pour permettre la comparaison entre eux des divers aliments.

Pain. — Composition du repas :

    Pain blanc . . . . 125 gr.
    Eau . . . . 300 c. c.

Après 1 heure :

	26 sept. 1903	17 janv. 1904	Moyenne
A	3.10	2.95	3.02
H	1.90	1.50	1.70

Après 1 heure 1/2 :

	11 nov. 1902	1er déc. 1903	Moyenne
A.	3.60	3.40	3.50
H.	2.30	2.20	2.25

Après 2 heures :

	22 janv. 1903	20 avril 1903	20 sept. 1903	26 oct. 1903	Moyenne
A . .	2.30	3.70	3.40	3.50	3.47
H . .	2.10	2.50	2.60	2.20	2.35

Après 3 heures :

	31 janv. 1903
A	5.50
H	2.60

Viande. — Composition du repas :

    Viande rôtie froide . . . . . 125 gr.
    Eau . . . . 300 c. c.

Après 1 heure :

	15 janv. 1903	17 sept. 1903	8 janv. 1904	Moyenne
A . .	1.85	1.90	2.05	1.96
H . .	0	0	0	0

Après 1 heure 1/2 :

	11 janv. 1904
A	3.10
H	0.95

Après 2 heures :

	4 janv. 1903	6 mai 1903	23 sept. 1903	17 oct. 1903	Moyenne
A . .	4.10	4.30	4.50	4.10	4.25
H . .	1.50	1.30	1.80	1.60	1.55

Après 3 heures :

	28 janv. 1903
A	4.30
H	2.25

Lait. — Composition du repas :

Lait de vache non bouilli . . . 300 c c.

Après 1/2 heure :

	6 oct. 1903	12 déc. 1903	Moyenne
A	1.40	1.60	1.50
H	0	0	0

Après 1 heure :

	26 août 1903	27 nov. 1903	Moyenne
A	2.80	2.60	2.70
H	0	0	0

Après 1 heure 1/2 :

	28 déc. 1902	15 juill. 1903	26 déc. 1903	Moyenne
A . .	2.90	2.80	2.80	2.83
H . .	0.85	0.75	0.90	0.83

Après 2 heures :

5 déc. 1902

A 3.15
H 0.95

Albumine. — Composition du repas d'épreuve :

Albumine coagulée (blanc d'œuf cuit)   125 gr.
Eau . . . . 400 c. c.

Après 1 heure :

	21 oct. 1903	28 août 1903	Moyenne
A	2.30	2.25	2.27
H	0.90	0.95	0.92

Après 2 heures :

	29 juill. 1903	2 août 1903	1er sept. 1903	22 janv. 1904	Moyenne
A . .	2.60	2.90	2.40	2.70	2.60
H . .	1.30	1.30	1.20	1.35	1.30

Après 3 heures :

22 oct. 1903

A 2.70
H 1.60

Voici le résultat obtenu avec :

Blanc d'œuf cru . . . . . . 125 gr.
Eau . . . . 300 c. c.

Après 2 heures :

22 juill. 1903

A 1.60
H 0

A côté des aliments les plus courants que nous venons de passer en revue, nous avons effectué d'autres dosages avec les féculents, le sucre, les corps gras, etc.

Féculents. — Composition du repas :

    Chataîgnes grillées . . . . . 125 gr.
    Eau . . . . 500 c. c.

Après 2 heures :

                                    18 nov. 1902

    A 3.05
    H 2.30

Avec un autre repas composé de :

    Pommes de terre cuites à l'eau. . 125 gr.
    Eau . . . . 300 c. c.

Après 2 heures :

                                      7 déc. 1903

    A 3.50
    H 2.40

Hydrate de carbone. — Composition du repas :

    Sucre de canne. . . . . . . 125 gr.
    Eau . . . . 300 c. c.

Après 1 heure :

                                      4 février 1903

    A 0.60
    H 0

Corps gras. — Composition du repas :

    Beurre . . . . 60 gr.
    Eau . . . . 300 c. c.
    Chlorure de sodium . . . . . q. s.

Après 2 heures :

11 avril 1903
—

A 0.50
H 0

Nous résumerons par les deux graphiques ci-après

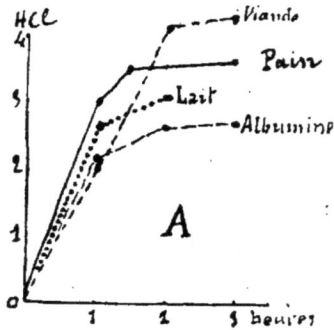

Fɪɢ. 5. — Variations comparées de l'acidité totale au cours de la digestion de divers aliments.

(fig. 5 et 6) l'action des quatre aliments les plus fré-

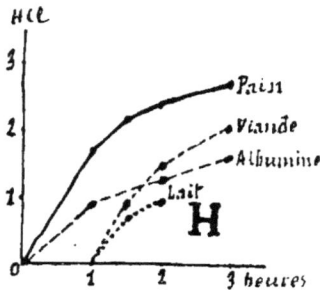

Fɪɢ, 6. — Variations comparées de l'acide chlorhydrique libre au cours de la digestion de divers aliments.

quents, *albumine, viande, pain, lait,* sur la sécrétion gastrique.

Le premier tableau (fig. 5) est relatif à l'acidité totale, le deuxième (fig. 6) à l'acide chlorhydrique libre. Nous pouvons également représenter d'une façon graphique l'acidité totale et l'acidité libres comparées

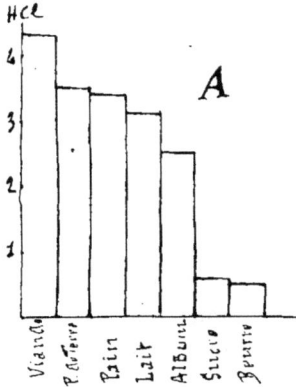

FIG. 7. — Comparaison de l'acidité totale du suc gastrique après 2 heures avec différents aliments.

après un même temps (2 heures) avec ces différents aliments.

La figure 7 pour l'acidité totale où sont représentées

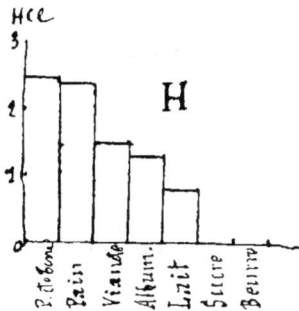

FIG. 8. — Comparaison de l'acide libre chlorydrique du suc gastrique après 2 heures avec différents aliments.

les valeurs de A pour chacun des aliments, et la figure
8 où sont représentées les valeurs de H montrent suffi-
samment quelle est l'influence de chaque aliment sur
le chimisme stomacal.

**4° Influence de quelques médicaments sur l'acidité totale et
sur l'acidité chlorhydrique libre du suc gastrique.**

Nous passerons en revue dans cette dernière partie
non seulement les médicaments proprement dits dont
dispose la thérapeutique de l'estomac *(bi-carbonate de
soude, quassine, strychnine, pepsine, pancréatine)*,
mais aussi l'alcool, le vin, le thé.

Pour cette étude, nous donnerons parallèlement les
résultats obtenus, fournis d'une part avec un repas
d'épreuve et, d'autre part, avec ce même repas
d'épreuve absorbé simultanément avec une certaine
quantité de bicarbonate, de quassine, strychnine, etc.

Voici les résultats numériques auxquels nous sommes parvenu.

Alcool.

		Après 2 heures		Moyenne de 4 expériences
Pain.	. . . . .	125 gr.	A. .	3.47
Eau.	. . . . .	300 c. c.	H. .	2.35
				26 avril 1903
Pain.	. . . . .	125 gr.	A. .	4.10
Vin blanc 9°	. . .	300 c. c.	H. .	1.10
				27 janv. 1904
Pain.	. . . . .	125 gr.	A. .	4.95
Eau alc. 10 o/o	. .	300 c. c.	H. .	2.50

			Moyenne de 4 expériences
Viande	125 gr.	A. .	4.25
Eau	3oo c. c.	H. .	1.55

1er mai 1903

Viande	125 gr.	A. .	5.20
Vin blanc 90° . . .	3oo c. c.	H. .	2.80

9 nov. 1903

Eau alc. 10 o/o . .	3oo c. c.	A. .	4.80
Viande	125 gr.	H. .	2.70

			Moyenne de 3 expériences
Eau	3oo c. c.	A. .	2.60
Albumine cuite . .	125 gr.	H. .	1.30

13 nov. 1903

Eau alc. 10 o/o . .	3oo c. c.	A. .	3.30
Albumine cuite . .	125 gr.	H. .	1.85

Lait 3oo c. c.   Lait alcool. à 10 o/o. 3oo c. c

Après 1 heure :

Moyenne de 3 expériences	4 nov. 1903
A. . 2.70	A . 3.50
H. . o	H . o

Après 2 heures :

15 juill. 1903	6 nov. 1903
A. . 3.15	A . 4.40
H. . 0.95	H . 1.50

Les graphiques suivants représentent les proportions d'acide chlorhydrique libre et l'acidité totale en
présence de l'alcool et en son absence.

Il est facile de voir que la présence de l'alcool dans
l'estomac au cours de la digestion a pour effet une

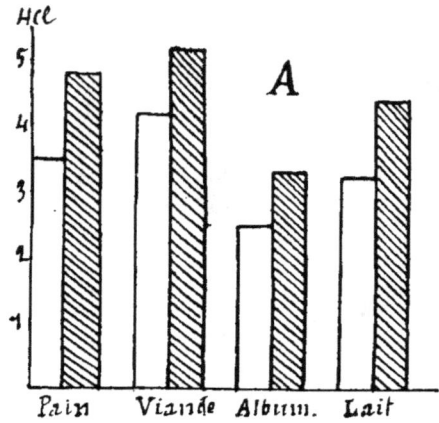

Fig. 9. — Valeurs comparées de l'acidité totale à l'état
normal et en présence de l'alcool.

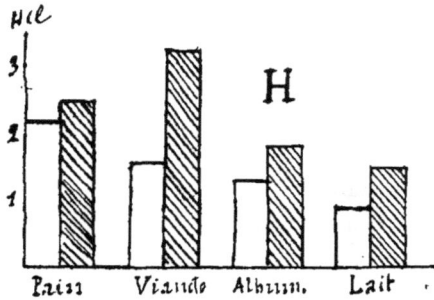

Fig. 10. — Variations comparées de l'acide chlorhydrique libre
à l'état normal et en présence de l'alcool.

augmentation toujours très notable de l'acidité totale
de l'acide chlorhydrique libre.

Thé.

Après 2 heures :

Moyenne
de 4 expériences
—

Eau . . . . 3oo c. c.   A 2.6o
Albumine cuite . . . 125 gr.   H 1.3o

Après 2 heures :

12 août 1903
—

Infusion de thé à 20 o/oo   3oo c. c.   A 3.70
Albumine cuite . . . 125 gr.   H 1.8o

La présence du thé augmente donc et l'acidité totale
et l'acidité libre.

Bicarbonate de söude. — 1° Le bicarbonate
de soude a été absorbé en même temps que le repas.

Pain . . . 125 gr.   Pain . . . . . 125 gr.
Eau. . . . 3oo c. c.   Eau . . . . . 3oo c c.
                          Bicarbon. de soude. 1 gr. 5o

Après 1 heure 1/2 :

Moyenne   10 fév.
de 2 expériences   1903
—   —

A . . . . 3.5o   A 2.6o
H . . . . 2.25   H 1.20

Après 2 heures :

Moyenne   18 mars
de 4 expériences   1903
—   —

A . . . . 3.47   A 2.10
H . . . . 2.35   H 1.20

Viande rôtie . 125 gr.   Viande rôtie. . . 125 gr.
Eau. . . . 3oo c. c.   Eau . . . . . 3oo c. c.
                          Bicarbon. de soude. 1 gr. 5o

Moyenne de 4 expériences		6 avril 1903	
A	. . . . 4.25	A	4.50
H	. . . . 1.55	H	o

Pris en même temps que l'aliment, le bicarbonate de soude sature une partie de A et de H, action, avec 1 gr. 5o de bicarbonate de soude, encore manifeste, après deux heures de digestion.

2° Le bicarbonate de soude est administré *une heure avant* le repas :

Lait. . . . 3oo c. c.	Lait . . . . . 3oo c. c.
	Bicarbon. de soude. 2 gr.

Moyenne de 3 expériences		23 nov. 1903	
A	. . . . 2.83	A	3.7o
H	. . . . o.83	H	2.2o

Viande rôtic froide. 125 gr.	Viande rôtie . . 125 gr.
Eau 3oo	Eau. . . . . 3oo c. c.
	Bicarb. de soude. 2 gr.

Après 2 heures :

Moyenne de 4 expériences		18 oct. 1903	
A	. . . . . 4.25	A	4.80
H	. . . . . 1.55	H	2 »

Le bicarbonate de soude a donc pour but final, pris une heure avant le repas, d'augmenter l'acidité du suc gastrique en excitant la muqueuse qui réagit pour saturer l'alcalinité du bicarbonate de soude. Ce rôle a d'ailleurs été démontré par M. Linossier qui a représenté schématiquement la marche de l'acidité du suc

gastrique au cours de la digestion en présence du bicarbonate de soude. La couche qu'il a pu tracer est iden-
dique à celle que nous pourrions établir au moyen des
chiffres cités plus haut.

Strychnine.

Après 2 heures :

Viande .	125 gr.	Viande	125 gr.
Eau . .	300 c. c.	Eau	300 c. c.
		Sulfate de strychnine .	1 cgr.

Moyenne de 4 expériences		19 mai 1903	3 juin 1903	Moyenne
A . . 4.25	A . .	4.50	4.50	4.50
H . . 1.55	H . .	1.20	1.40	1.30

Résultat : légère augmentation de A.

Après 2 heures ;

Pain .	125 gr.	Pain	125 gr.
Eau . .	300 c. c.	Eau	300 c. c.
		Sulfate de strychnine.	1 cgr.

Moyenne de 4 expériences		26 mai 1903
A . . 3.47	A	3.60
H . . 2.35	H	2.30

Légère augmentation de A.

Quassine.

Après 2 heures :

Blanc d'œuf cuit .	125 gr.	Blanc d'œuf cuit .	125 gr.
Eau	300 c. c.	Eau . . . , .	300 c. c.
		Quassine amorph.	0.10

Moyenne de 4 expériences		6 juillet 1903
A. 2.60	A. 1.05	
H. 1.30	H. . . . . . o	

Diminution de A et de H.

Après 2 heures :

Pain. . . 125 gr.	Pain. . . . . 125 gr.
Eau . . . 300 c. c.	Eau . . . . . 300 c. c.
	Quassine amorph. 0.10

Moyenne de 4 expériences		3o juillet 1903
A 3.47	A 3.5o	
H 2.35	H 1.90	

Résultat : diminution de H.

Atropine.

Après 2 heures :

Blanc d'œuf cuit. 125 gr.	Blanc d'œuf cuit. 125 gr.
Eau . . . . 300 c. c.	Eau. . . . . 300 c. c.
	Sulf. d'atropine . 0.002

Moyenne de 4 expériences		18 nov. 1903
A. 2.60	A 2.10	
H. 1.3o	H 0.95	

Après deux heures :

Viande rôtie froide. 125 gr.	Viande rôtie . . 125 gr.
Eau. . . . . . 300 c c.	Eau. . . . . 300 c.c.
	Sulf. neut d'atrop. 0.002

	Moyenne de 4 expériences		12 nov. 1903
A.	4.25	A	3.50
H.	1.55	H	1.10

Résultat : diminution de A et H.

Pepsine.

Après 2 heures :

Blanc d'œuf cuit.	125 gr.	Blanc d'œuf cuit.	125 gr.
Eau.	300 c. c.	Eau.	300 c. c.
		Peps. extractive.	1 gr.

	Moyenne de 4 expériences		6 août 1903
A	2.60	A	3.40
H	1.30	H	1.90

Augmentation de A et H.

Pancréatine.

Après 2 heures :

Blanc d'œuf cuit.	125 gr.	Blanc d'œuf cuit.	125 gr.
Eau.	300 c. c.	Eau.	300 c. c.
		Pancréatine	1 gr.

	Moyenne de 4 expériences		22 août 1903
A	2.60	A	3 »
H	1.30	H	1.60

Légère augmentation de A et H.

Exercice.

Après une heure de bicyclette :

      Albumine cuite . . . . 125 gr.
      Eau. . . . . 300 c. c.

<table>
<tr><td></td><td></td><td>30 août
1903</td></tr>
<tr><td>A. . . . 2.27</td><td>A. . . . 0.65</td></tr>
<tr><td>H. . . . 0.92</td><td>H. . . . 0</td></tr>
<tr><td>Sans exercice</td><td>Après exercice</td></tr>
</table>

Forte diminution de A et de H.

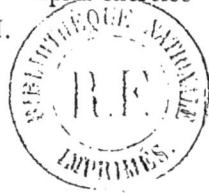

CONCLUSIONS

I. D'après les expériences répétées auxquelles nous nous sommes soumis, on peut dire que, conformément à l'école de Pawlow et contrairement à certaines opinions soutenues, le chimisme gastrique, dans les mêmes conditions et avec la même alimentation, varie très peu.

Ceci permet de penser que, même une seule exploration faite par un médecin, toujours dans les mêmes conditions, donne un renseignement assez certain sur le type des sécrétions gastriques de la personne examinée.

II. Comme Hayem et la plupart des auteurs, nous avons vu que l'acidité du suc gastrique augmente au fur et à mesure que la digestion s'effectue.

Cet accroissement rapide pendant les deux premières heures existe encore, quoique très faible, durant la troisième heure.

Pendant ce temps, les valeurs correspondantes de l'acide chlorhydrique libre suivent une marche analogue.

III. En prenant comme chiffres de comparaison l'acidité du suc gastrique deux heures après l'absorption, on voit que cette acidité varie suivant la nature de l'aliment absorbé et que les aliments suivants donnent dans l'ordre où ils sont énoncés une acidité de plus en plus forte :

> Beurre.
> Sucre.
> Albumine cuite.
> Lait.
> Pain.
> Pommes de terre.
> Viande.

Par contre, pour l'acide chlorhydrique libre, l'échelle croissante est la suivante :

> Beurre.
> Sucre.
> Lait.
> Albumine cuite.
> Viande.
> Pain.
> Pommes de terre.

IV. Dans nos recherches personnelles (et on sait que souvent les auteurs sont arrivés à des conclusions variées et contradictoires), nous avons obtenu les résultats suivants, conformes en somme à la plupart des expérimentations :

Augmentent l'acidité totale et l'acide chlorhydrique libre :

> Alcool.
> Strychnine.
> Pepsine.
> Pancréatine.
> Bicarbonate de soude pris une heure avant
> le repas.

Diminuent l'acidité totale et l'acide chlorhydrique libre :

> Quassine.
> Atropine.
> Exercice.
> Bicarbonate de soude pris avec le repas.

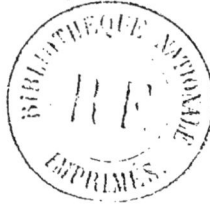

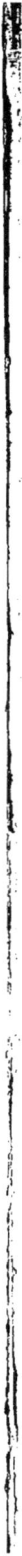

INDEX BIBLIOGRAPHIQUE

ALTK, Ueber einige neuere Methode zum Nachweiss der freien
Salzsaïne im magensaft *(Centralblatt für klin. Med.)*,
Leipzig, 1888, IX, 41-44).

BACHMANN, *Archiv. für Verdanungs krankeiten*, 1899, 336.

BLONDOT, Sur le principe acide du suc gastrique *(Journal de
Pharmacie*, 1858, I, 308-330).

BOAS, Ein neues Reagen für den Nachweiss freier Salzsaïne
im Mageninhalt *(Centralblatt für klin. Med.*, Leipzig,
1888, IX, 817-820).

BOURGET, Nouveau procédé pour la recherche et le dosage de
l'acide chlorhydrique dans le contenu stomacal *(Arch.
med.*, 1889, I, 844-851).

BOUVERET et MAGNIEN, Le chimisme stomacal normal et pathologique, d'après Hayem et Winter *(Lyon médical*, 1891,
425-454-492. — *Traités des maladies d'estomac).*

BRAUN, *Die Entschung der freien Salzsaïne im Magensaft*,
Wintzbourg, 1888.

CAHN et von MEHRING, Die Saïnen des gesunden und Kranken
magens *(D. Archiv. für klin. Med.*, 1886, XXXIV,
235-253).

CATRIN, Les acides de l'estomac : Revue critique *(Archives générales de médecine*, Paris, 1887, XIX, 455-584).

CHABERT, *Mo le d'action du bicarbonate de soude sur l'estomac*
(thèse de Lyon, 1895).

DUSART, Quel est l'acide libre du suc gastrique *(Répertoire de
pharmacie*, 1874, XIII, XIX).

Dumesnil, Effets des acides sur l'acidité du suc gastrique des individus sains (Deutsche Med. Woch, 49, 1892).

Easall, On the estimation of hydrochloric and in gastric contents (Univ. med. mag. Philadelphie, 1897. IX, 797-809).

Ewald, Das angeblichen Fehlen der freien Salzsaïne im Magensaft (Z. für klinik Med., 1879. I, 619-630).

Gilbert (A.), De l'action du bicarbonate de soude sur le chimisme stomacal (Bull. Soc. biologie, juillet 1893).

Günzbourg, Eine neue Methode zum Nachweiss freier Salzsaïne im Mageninhalt (Centralblatt für klin Med , Leipzig, 1887, VIII, 737-740)

Hayem et Winter, Le chimisme stomacal, Paris, 1893.

Hirsch, De l'influence des acides et des alcalins sur les fonctions de l'estomac (Central. für klin. Med., 24, 1893).

Hotellier, De la valeur thérapeutique du bicarbonate de soude dans l'hypochlorhydrie protopathique (thèse de Lyon, 1896).

Hugounenq, Recherches nouvelles sur les vins (th. de Paris, 1891).

— Chimie physiologique, Paris, 1897.

Lançon, Communication non publiée.

Linossier, Action du bicarbonate de soude sur la sécrétion gastrique (Bulletin de thérapeutique, 1896).

— Comment on doit prescrire le bicarbonate de soude dans la dyspepsie (Journal des praticiens, 11 avril 1896).

Linossier et Lemoine, Contribution à l'étude des alcalins chez l'homme (Arch. gén. de méd., juin 1893).

Leresche, Influence du sel de cuisine sur l'acidité du suc gastrique (Revue médicale de la Suisse romande, 1884-1885).

Lyon (G.), Analyse du suc gastrique, Paris, 1891.

Mintz, Ueber die Hayem und Hayem's Methode (D. me l. Woch, 1891, XVII, 1397-1400).

Mierzusky et Neuki, Revue critique des procédés de dosage de l'acide chlorhydrique du suc gastrique (Arch. des

sciences biologiques, Saint-Pétersbourg, I. 1892, 235-
257).

Pawlow, *Le travail des glandes digestives*, Paris, 1901, Masson.

Robin (A.), *Traités des maladies de l'estomac*, p. 51.

Richét (Th.), *Du suc gastrique*, Paris, 1878.

— *Dictionnaire de physiologie*, article Estomac.

Seemann, Ueber das Voochandesim von freies Salzsäïne im Ma-
gen *(Zeitsch f. klin. Med.*, 1883).

Sjöquist, Einige Bemeckungen über Salzsäïne bestimungen im
Macheninhalte *(Ibid , XXXII, 451-465)*.

Tournier, *Province médicale*, 24 septembre 1898.

Weffelmann, Ueber die Methode der untersuchung des Machen-
ninhalts auf freie Saüren *(Archiv. f. klin. Med.. 1880,
26,-431-454.)*

Winter, *Nouvelles considérations sur le chimisme stomacal*,
1891, 141-144.

TABLE DES MATIÈRES

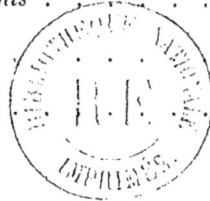

Lyon. — Imp. A. REY, 4, rue Gentil. — 35560